BEI GRIN MACHT SICH IHR WISSEN BEZAHLT

- Wir veröffentlichen Ihre Hausarbeit,
  Bachelor- und Masterarbeit

- Ihr eigenes eBook und Buch -
  weltweit in allen wichtigen Shops

- Verdienen Sie an jedem Verkauf

Jetzt bei www.GRIN.com hochladen und kostenlos publizieren

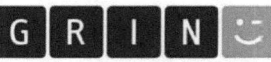

Bibliografische Information der Deutschen Nationalbibliothek:

Die Deutsche Bibliothek verzeichnet diese Publikation in der Deutschen National-
bibliografie; detaillierte bibliografische Daten sind im Internet über http://dnb.d-
nb.de/ abrufbar.

Impressum:

Copyright © 2018 GRIN Verlag
Druck und Bindung: Books on Demand GmbH, Norderstedt Germany
ISBN: 9783346077004

Dieses Buch bei GRIN:

https://www.grin.com/document/452746

Anna-Lena Herter

Der Clinical Reasoning Prozess anhand einer manuellen Therapie im Bereich Hals-Schulter-Arm

GRIN Verlag

GRIN - Your knowledge has value

Der GRIN Verlag publiziert seit 1998 wissenschaftliche Arbeiten von Studenten, Hochschullehrern und anderen Akademikern als eBook und gedrucktes Buch. Die Verlagswebsite www.grin.com ist die ideale Plattform zur Veröffentlichung von Hausarbeiten, Abschlussarbeiten, wissenschaftlichen Aufsätzen, Dissertationen und Fachbüchern.

Besuchen Sie uns im Internet:

http://www.grin.com/

http://www.facebook.com/grincom

http://www.twitter.com/grin_com

Katholische Hochschule Mainz

Fachbereich Gesundheit & Pflege

Seminar Vertiefung professionellen Handelns in der Physiotherapie

Patientenbeispiel der Manuellen Therapie im Bereich Hals-Schulter-Arm in Bezug auf den Clinical Reasoning Prozess

Anna-Lena Herter

B.Sc. Gesundheit & Pflege

Abgabedatum: 28. September 2018

Inhaltsverzeichnis

Einleitung

Hypothetische Diagnosen sind ein fester Bestandteil der physiotherapeutischen Arbeit. Obwohl der Arzt[1] bereits eine Diagnose auf einem Rezept bestätigt hat, wird ein Physiotherapeut dazu angehalten, sich einem Prozess der eigenständigen Hypothesenbildung zu unterziehen, die dann im speziellen Fall auf den individuellen Patienten angewendet wird (vgl. Hilfiker & Sattelmayer, 2010, 19). Auch wenn der Ehrfahrungsschatz eines Therapeuten bereits groß ist und er ein großes Spektrum der Mustererkennung besitzt, werden in diesem Prozess ständig neue Erwartungen an die fachlichen und persönlichen Kompetenzen gestellt, die es folgend zu überwinden gilt (vgl. Lüdtke, 2006, 133).

Diesen Prozess der Evaluation und eigenen, sowie patientenorientierten Reflexion nennt man Clinical Reasoning. Im therapeutischen Bereich kann man nie von einer absoluten Sicherheit bei der Nennung einer bestimmten Diagnose ausgehen. Wenn der diagnostische Prozess allerdings im Einklang mit dem Clinical Reasoning steht, besteht die Chance, diese Unsicherheit zu reduzieren und eine zutreffende Behandlungsrichtung zu wählen (vgl. Hilfiker & Sattelmayer, 2010, 20). Besonders hilfreich erscheint diese Herangehensweise vor allem bei Patienten, die an Schmerzen unterschiedlicher Lokalisationen leiden. Der Therapeut verfolgt zunächst einen Gedankengang, der ihm in dieser Situation als plausibel erscheint. Belegt wird diese Hypothese dann mit geeigneten, validierten und standardisierten Tests und Assessments. Wird die Hypothese durch ein bestimmtes diagnostisches Hilfsmittel bestätigt, kann eine Therapieform ausgewählt werden. Widerlegt ein Test die angeführte Hypothese, ist der Therapeut dazu angehalten, einer anderen Hypothese nachzugehen (vgl. ebd., 20). Dieser Ansatz des hypothetisch-deduktiven Denkens ermöglicht es dem Therapeuten nicht nur die Symptomatik des Patienten zu verbessern, sondern an die Ursache seiner Beschwerden zu gelangen (vgl. ebd., 24). Orientiert am vorliegenden Fallbeispiel könnte man daher die Schmerzen im linken Ellenbogen von Herrn S. betrachten. Da eine direkte Schmerzprovokation im Bereich der Extensoren des Unterarms möglich ist, kann dieser mithilfe von Quer- und Längsfriktion, Dehnung, Kryotherapie, TENS-Gerät und einer Bandage versorgt werden. Vielleicht freut sich Herr S. über die schnelle, schmerzlindernde Wirkung, doch wenige Tage später sind die Schmerzen im Ellenbogen unverändert zurück. Wie können die Schmerzen des Ellenbogens also mit denen im Thorax und der Schulter zusammenhängen? An welchen Gelenken und Strukturen sollte der Therapeut ansetzen, um die Ursache zu behandeln?

In dieser Arbeit wird Schritt für Schritt die Herangehensweise des Clinical Reasoning erörtert. Auf der Grundlage des Fallbeispiels von Herrn S. werden zunächst alle diagnostischen und konditionellen Schlüsselwörter mit einer Hypothese verknüpft. Es folgen der exemplarische Aufbau einer physiotherapeutischen Untersuchung und die damit verbundene Überprüfung der Haupthypothesen mithilfe von Assessments und Tests aus der Manuellen Therapie. Zudem wird der Behandlungsaufbau einer Einheit der Manuellen Therapie umschrieben, deren Evidenzen abschließend mit zwei Studien belegt werden.

[1] Aus Gründen der flüssigeren Lesbarkeit wird auf eine geschlechtsspezifische Differenzierung, wie z.B. Therapeut/In, Patient/In verzichtet. Genannte Begriffe gelten jedoch im Sinne der Gleichberechtigung für beide Geschlechter.

1. Patientenbeispiel

Folgend werden die im Text vorliegenden, diagnostischen und konditionellen Schlagwörter tabellarisch gelistet und mit einer oder mehreren Hypothesen versehen.

1.1 Diagnostische Schlüsselwörter

Schlüsselwort	Hypothese
• 65-jähriger Mann	• physiologischer Gelenkverschleiß (Arthrose) möglich, sollte aber in der Regel schmerzfrei bleiben • eventuelle Dehydration der Bandscheiben, daher eher kein Bandscheibenvorfall • mögliche Stenose im HWS- oder BWS-Bereich
• drehen zur Seite schmerzt	• bewegungsabhängiger Schmerz bei Rotation der Wirbelsäule • Blockierung HWS-Segmente • Schmerzen bei Bewegungsübergängen
• Schmerzen vor allem nachts	• entzündlicher Prozess • das Drehen oder Liegen auf der betroffenen Seite kann die Symptomatik durch ein Thoracic Outlet verstärken
• Arzt sagt Rippe oder WS	• bisher noch keine ursachenspezifische Diagnostik stattgefunden
• Symptome konstant, in der Stärke variabel	• Hinweis zur Schmerzquantität
• stechende Schmerzen	• entzündlicher Prozess • radikuläre Beteiligung
• Schmerzen zentral zwischen den Schultern	• BWS-Blockade (Th3-Th6) • Hypertonus der Rhomboideen, Trapezius, Levator Scapulae
• Ausstrahlung in die Schulter links	• Radikuläre Beteiligung • Thoracic Outlet • Hinweis zur Schmerzqualität • Herzinfarkt sollte ausgeschlossen werden
• intermittierender und tiefer Druck vom	• Rippenblockade

oberen Rücken in die Brust ziehend	• kardiale Beteiligung, vor allem in Kombination mit den ausstrahlenden Schmerzen in die Schulter (bei auffälliger Vorgeschichte wären die Symptome als Red Flag zu betrachten) • Hinweis zur Schmerzqualität
• endgradige Drehung des Kopfes nach links ist gering schmerzhaft eingeschränkt	• HWS-Blockade/Hypomobilität • Hypomobilität obere BWS Segmente • Hypomobilität der oberen Rippen links
• erschwerte Atmung	• Hypomobilität Rippen • kardiale Dekompensation in Verbindung mit den Thoraxschmerzen
• Zunahme der Schmerzen durch längeres Sitzen und Positionsänderungen	• Schmerzen sind haltungs- und bewegungsabhängig
• Flexion WS schmerzhaft, tut aber auch gut	• eventuelle Einstellung der oberen HWS in Reklination • Dehnung der Faszie mit Flexion und Inklination der HWS kann aus einer lange gehaltenen Position sowohl Schmerzen verursachen, als auch Erleichterung bringen
• Reduktion durch Spaziergang, Dehnung des Rückens, Schulterkreisen, Rotation des Oberkörpers und des Kopfes	• Dynamik und Mobilisation schafft Linderung • Copingstrategien
• Schmerzmittel seit vier Tagen, Schmerzen aber nicht deutlich besser	• zu geringe Dosis • entzündlicher Prozess, dessen Inflammation nicht verhindert wird • bekämpft Symptom, aber nicht Ursache
• Beginn vor vier Wochen ohne erkennbare Ursache	• unfallbedingte Traumen können ausgeschlossen werden
• berufliche Belastung in letzter Zeit sehr hoch	• berufliche Belastung als zusätzlicher Stressor und Mitursache der Schmerzen • kann vor allem im Schulter-Nacken-Bereich zu hypertoner Muskulatur führen • hypertone Muskulatur kann Ganglion stellatum irritieren und zu den Ausstrahlungen in den Arm führen
• Schmerzen im oberen Rücken zum ersten	• entzündlicher Prozess im Bereich der

Mal nachts beziehungsweise früh morgens	oberen BWS und CTÜ
	• genaue Liegeposition?
• zunächst intermittierend, dann Dauerzustand in den letzten drei Wochen	• entzündlicher Prozess, bisher kein Abklingen
• Tennisellenbogen links	• Segmentale Problematik C7-C8, Reizung des Nervus radials und steigender Tonus M. extensor carpi radialis brevis
	• Engpass und Irritation des Plexus cervicalis durch eventuelles Thoracic Outlet in der Scalenuslücke links

1.2 Konditionelle Schlüsselwörter

Schlüsselwort	Hypothese
• Schmerzen beim Umdrehen nachts • wacht wegen Schmerzen auf	• Schmerzen bei Bewegungsübergängen wird als Hauptproblem des Patienten genannt • unterbrochener Schlafrhythmus oder fehlender Schlaf kann sich negativ auf den Gemütszustand und die berufliche Belastung ausüben • kann das Stresslevel steigern
• längeres Sitzen schmerzhaft, beruflich bedingt auf verschiedenen Stuhlarten	• fragliche Ergonomie • durch die genannte 40 Stunden Woche eine hohe Belastung • Haltung und Aufrichtung von BWS und HWS daher fraglich • fehlende Dynamik und Ausgleich
• Reduktion durch Spaziergang, Dehnung des Rückens, Schulterkreisen, Drehbewegungen des Oberkörpers/Kopfes	• Copingstrategien • positiver Umgang mit Problematik, da er kein Vermeidungsverhalten aufweist
• möchte in 4 Wochen schmerzfrei sein um eine längere USA-Reise antreten zu können	• will einen chronischen Zustand vermeiden • hat ein bestimmtes Ziel vor Augen um eine Genesung zu erlangen, Motivation
• selbstständig	• muss auf eigene Wirtschaftlichkeit achten • längere Krankheitsdauer oder Arbeitsunfähigkeit könnten finanzielle und

	berufliche Folgen haben
• 40-Stunden-Woche	• allgemein gängiges Arbeitspensum
	• könnte allerdings in Zeiten von hoher
	beruflicher Belastung einen zu hohen
	Stresspegel auslösen, vor allem in
	Kombination mit einem Rücken-/Rippen-
	oder Schulterleiden
• Rente nächstes Jahr	• Vorfreude oder aber auch Bedenken vor
	dem Rentenalter
	• eventuell vermehrte Arbeitsbelastung
	wegen Übergabe der Aufgabenbereiche an
	Kollegen
• berufliche Belastung sehr hoch in den	• Stressor
letzten Wochen	• kann Schmerzen verschlimmern
	• kann generell zu einem erhöhten Tonus vor
	allem im Schulter-Nacken-Bereich führen
	• wenig Zeit für sportlichen Ausgleich
• denkt nicht, dass verschiedene Stuhlarten	• empfindet die wechselnden Stuhlarten als
Grund für die Schmerzen sind	positiven dynamischen Ausgleich
	• mangelnde Einsicht bezüglich eventueller
	fehlerhafter Ergonomie und deren Folgen
	auf das muskuloskelettale System
• Hobby: Fahrrad fahren	• guter sportlicher Ausgleich
	• Stützkraft der oberen Extremität wird
	gefordert und gefördert
	• welche Art Fahrrad? (z.B. Rennrad mit
	globaler Wirbelsäulenflexion und meist
	Reklination der HWS)
• sieht generell seinen Allgemeinzustand in	• positive Wahrnehmung des
den letzten 30 Jahren als gesund und	Gesundheitszustandes
beschwerdefrei an	• bisher scheinbar keinen Kontakt mit
	chronifizierten Problematiken oder
	ernsthaften Pathologien
• Nichtraucher	• kein Nikotinabusus
	• keine pulmonale oder kardiovaskuläre
	Mehrbelastung
• trinkt ein Glas Wein pro Tag	• eventuelles Suchtverhalten trotz einer

| | scheinbar geringen Menge Alkohol |
| | • ist die Angabe wahrheitsgemäß oder wird unter- oder übertrieben? |

1.3 Ergänzende Anamnese

<u>Allgemeines Screening:</u>

- Haben Sie eine vorbekannte Osteoporose?

- Haben Sie über einen längeren Zeitraum Cortison eingenommen?

- Tauchen in Ihrer Vorgeschichte eventuell maligne Erkrankungen auf oder der Verdacht auf solche?

- Hat sich bei Ihnen in der letzten Zeit eine ungewollte schwere Gewichtsabnahme bemerkbar gemacht?

- Leiden Sie unter einer Hyperhidrose?

- Bestehen bei Ihnen weitere viszerale Erkrankungen und befinden Sie sich deshalb in ärztlicher Behandlung?

- Hatten Sie in den vergangenen Monaten einen Unfall? (Sturz vom Fahrrad, Autounfall,...)

→ Fragen zum Ausschluss eventueller maligner Erkrankungen oder versteckter Frakturen durch Traumen speziell im HWS-Bereich.

<u>Spezielles Screening bezüglich der Thoraxschmerzen:</u>

- Gab es bisher kardiologische Auffälligkeiten wie eine bestehende Hypertonie?

- Hatten Sie schon einmal einen Herzinfarkt?

- Werden Medikamente gegen Herzleiden eingenommen?

- Wurde bei Ihnen schon mal ein EKG gemacht? Wann war das letzte?

→ Screening bezüglich der Schmerzen im Thorax und die Ausstrahlung in die linke Schulter, da diese auch auf eine Herzerkrankung hindeuten könnte. Die Abklärung ist vor allem auch aufgrund des Alters des Patienten und der beruflichen hohen Stressbelastung nötig.

<u>Historie in Bezug auf die Wirbelsäule:</u>

- Wurde bei Ihnen schon einmal eine radiologische Diagnostik der Wirbelsäule vorgenommen?

- Hatten Sie in Ihrer Vorgeschichte jemals Sacrumschmerzen oder das Gefühl einer allgemeinen Steifigkeit der Wirbelsäule?

- Wurde bei Ihnen schon einmal ein HLA-B-27-Test durchgeführt?

- Nehmen Sie entzündungshemmende Medikamente, die Ihnen von einem Orthopäden oder dem Hausarzt verschrieben wurden?

→ Ausschluss oder Bestätigung eines bisher nicht erkannten Morbus Bechterew.

<u>Ergänzende Schmerzanamnese:</u>

- Wie intensiv würden Sie Ihre Schmerzen im Moment auf einer Skala von null bis zehn einschätzen?

1.4 Hypothesenbildung

Im Prozess der Hypothesenbildung werden nun drei übergeordnete Hypothesen aufgestellt, von denen im späteren Verlauf eine anhand eines beispielhaften Behandlungsaufbaus näher beleuchtet wird.

Zunächst steht als erste Hypothese eine Arthritis der Facettengelenke im Bereich der Halswirbelsäule, des cervicothorakalen Übergangs und der oberen Brustwirbelsäule. Für diese Hypothese steht vor allem das Alter des Patienten, die Bewegungseinschränkung der Halswirbelsäule in die Rotation, die Schmerzen, die vor allem nachts auftreten und daher auf einen entzündlichen Prozess hindeuten und die Ausstrahlung der Schmerzen in den linken Arm.

Als weitere Hypothese bleibt eine hypomobile Blockierung des CTÜ zu nennen, die vor allem zu den Schmerzen am Bewegungsende der Rotation des Kopfes passen würde und nachts die stechenden Schmerzen zwischen den Scapulae auslöst.

Die dritte Hypothese ist als eine Erweiterung der zweiten Hypothese anzusehen. Es bleibt eine Blockade der ersten Rippe zu nennen, wobei sich die Rippe in einer Funktionsstörung in Inspirationsrichtung befindet und die linken Musculi scaleni auf Spannung bringt. Diese verursachen dadurch eine Thoracic Outlet Symptomatik und können bei einer Dysfunktion als Atemhilfsmuskel ebenfalls zu Beschwerden bei der Atmung führen. Das Articulatio costovertebralis ist also betroffen, wobei eine zusätzliche Konvergenzstörung der oberen thorakalen Wirbel (CTÜ) auftritt, die auch durch den einseitigen Zug der Scaleni verursacht wird. Zudem kann es durch den Hypertonus der Scaleni zu einer Irritation des Plexus cervicalis kommen. Spezieller kann der Nervus radialis irritiert werden und eine veränderte Tonussituation im Musculus extensor carpi radialis brevis auslösen, welcher dann wiederum die Epicondylitis lateralis am linken Ellenbogen bedingt. Zudem findet man im Bereich des Articulatio costovertebralis zwischen erster Rippe und dem ersten Brustwirbelkörper das Ganglion stellatum, welches unter Irritation vermehrte sympathische Reize vor allem über den Ramus cardiacus zum Plexus cardiacus sendet und dadurch, zusammen mit den Rippen, die Thoraxschmerzen und die Ausstrahlung in die Schulter auslöst. Außerdem wird von einer hypomobilen Mitbeteiligung des CTÜ ausgegangen, was zusammen mit der gesteigerten sympathischen Aktivität des Ganglion stellatum die stechenden Schmerzen im Bereich der Scapulae und auch des Thorax erklären kann.

Im weiteren Verlauf dieser Arbeit wird sich bei der Beispielbehandlung auf die letzte Hypothese bezogen und eine Rippenblockade der ersten Rippe in Kombination mit einer Hypomobilität/Konvergenzstörung des CTÜ diagnostiziert und behandelt.

2. Manualtherapeutische Untersuchung und Behandlung

Der folgende Abschnitt befasst sich zunächst mit den indizierten Untersuchungsschritten und der Begründung dieser. Im Sinne des Clinical Reasoning werden zwei standardisierte Assessmentverfahren durchgeführt. Abschließend kommt es zu einer exemplarischen Darstellung der therapeutischen Maßnahmen.

2.1 Untersuchungsschritte und Begründung

Zunächst wird sich mit der Untersuchung des CTÜ befasst. Zu Beginn wird die Inspektion sowohl statisch als auch dynamisch durchgeführt. Die statische Inspektion erfolgt von lateral und frontal, wobei Merkmale wie die Kopfrotation oder Seitneigung beurteilt werden. Zudem befasst man sich mit der Kyphosierung des CTÜ, sowie dem darüberliegenden Gewebe, das zum Beispiel aufgequollen erscheinen kann. Das Augenmerk liegt während der gesamten Inspektion auch auf der Statik des gesamten Schultergürtels, der eventuell einseitig eleviert oder protrahiert sein kann. Besondere Beachtung finden in der Inspektion und Palpation auch die reflektorisch algetischen Krankheitszeichen. Es folgt die dynamische Inspektion, bei der der Patient zunächst aktiv den Kopf in Inklination bewegt, um die Beweglichkeit der oberen Kopfgelenke zu testen und anschließend in Flexion bewegt, um die mittlere Halswirbelsäule und den CTÜ zu beurteilen. Beurteilt werden dabei die eventuellen Achsabweichungen in Rotation oder Lateralflexion des Kopfes. Im nächsten Schritt kommt es zur Extension der Halswirbelsäule, die langsam und von kranial beginnend eingeführt wird. Der Therapeut stabilisiert diese Bewegung durch eine Hand am Occiput des Patienten. Es folgen die Lateralflexion und die Rotation, bei der es mit oder ohne „chin in" und HWS-Flexion zur genaueren Höhenlokalisation kommen kann, wenn es sich um die mittlere oder obere HWS handeln sollte. Die untere HWS und der CTÜ werden mit „chin in" und der Aufrichtung der HWS getestet. Abschließend kommt es noch zur Überprüfung der kombinierten Kopfbewegungen, bei der Flexion oder Extension mit gleichsinniger Rotation und Lateralflexion kombiniert, um zu testen ob eine maximale Konvergenz oder Divergenz der Halswirbelgelenke möglich ist.

Im nächsten Schritt folgt die Palpation der HWS, des CTÜs und der ersten bis dritten Rippe sowohl statisch als auch dynamisch. Es werden die Dornfortsätze von C2 bis Th4 palpiert, die paravertebrale Muskulatur, die Facettenreihe, die Querfortsätze und die erste bis dritte Rippe. Darauf ist vor allem auf den Abstand, die Neigung, die Exspirations- oder Inspirationsstellung, auf eine Prominenz und den Tonus der umliegenden Muskulatur der Rippen zu achten. Aktiv wird unter Palpation die Bewegung der Wirbelsäule und das Bewegen der Rippen bei Ein- und Ausatmung getestet.

Zudem werden noch orientierende Tests für die erste Rippe und das Thracic Outlet Syndrom durchgeführt: Der Kubis-Test, der Adson-Test, der Eden-Test und der Whrigh-Hyperabduktionstest.

2.2 Untersuchungsergebnisse

Die Ergebnisse der Untersuchung sehen also wie folgt aus: Der Patient zeigt einen leichten Shift des Kopfes nach ventral in Kombination mit einer Reklinaton der oberen Kopfgelenke. Der Kopf ist leicht nach links geneigt und die linke Schulter eleviert. Der CTÜ zeigt eine Hyperkyphose mit bindegewebiger Aufquellung. Bei der Bewegungsüberprüfung gibt der Patient Schmerzen bei der Extension der HWS an. Auch die Lateralflexion nach rechts ist im Seitenvergleich vermindert. In der Aufrichtung der HWS mit „chin in" kann dabei in der Höhenlokalisation die untere HWS und der CTÜ auf Höhe C7 bis Th2 bestätigt werden.

Zusätzlich zur oben genannten bindegewebigen Aufquellung kommt es bei den reflektorisch algetischen Krankheitszeichen noch zu einer gesteigerten Temperatur des Gewebes um den

CTÜ im Vergleich zum umliegenden Gewebe. Die Processi transversi und spinosi sind druckdolent und die paravertebrale Muskulatur im Bereich des CTÜ und der Rhomboideen hat einen erhöhten Tonus. Auffällig ist vor allem der erhöhte Tonus der linken Musculi scaleni. Die Palpation der ersten bis vierten Rippe ergibt eine Funktionsstörung der linken ersten Rippe in Inspirationsstellung, beziehungsweise Pumpschwengel. Die Rippe befindet sich in Explorationsstellung und der obere Rand der Rippe ist besser palpabel. Bei der aktiven Überprüfung, bei der der Patient ein- und ausatmet, bewegt sich die betroffene Rippe kaum aus der Explorationsstellung heraus und erschwert damit auch die Atmung des Patienten. Der Kubis-Test für die erste Rippe fällt daher links positiv aus. Auch der Adson-Test, der die Musculi scaleni anterior und medius testet, fällt links positiv aus, da die ausstrahlenden Schmerzen in die Schulter und die Extensoren des Unterarms provoziert werden können. Der Eden- und Whright-Test sind beide negativ.

Durch die oben genannten Untersuchungsergebnisse aus Inspektion, Palpation und aktiver Bewegungsüberprüfung lässt sich die Hypothese einer Blockade der ersten Rippe in Kombination mit einer Konvergenzstörung des CTÜ bestätigen.

2.3 Anwendung standardisierter Assessments

Um im Verlauf der Behandlung das Clinical Reasoning zielgerichtet einzusetzen, werden in den therapeutischen Berufen Assessments verwendet. Im Fallbeispiel werden nun drei, beziehungsweise vier Assessments vorgestellt, die zu Beginn, im Verlauf und am Ende der Behandlung angewandt werden können und sowohl dem Therapeuten als auch dem Patienten einen Überblick über den Erfolg der Behandlung oder mögliche Rückschritte geben.

Zunächst wird auf Herrn S. der Oswestry Disability Index (Mannion, 2006) angewendet, bei dem der Patient zu zehn Items wie Schmerzstärke, Sitzen, Schlafen und Sozialleben befragt wird. Die Aussagen jeder Kategorie werden mit einem Zahlenwert von null bis fünf versehen, deren Summe am Ende mit zwei multipliziert und am Ende in Prozent angegeben wird. 0-20% entspricht dabei einer minimalen Funktionseinschränkung und 81-100% einer Pflegebedürftigkeit oder einer extremen psychosozialen Überlagerung. Dieser Test zeigt eine hohe Validität und eine exzellente Test-Retest-Reliabilität von 0,96 ICC (vgl. ebd., 4).

Zudem kann in jeder Behandlung, nach Belieben auch mehrmals, die Schmerzintensität mittels der Visual Analogue Scale (VAS) oder der Numeric Rating Scale (NRS) abgefragt werden. Subjektive Aussagen seitens des Patienten können somit standardisiert erfasst und im Verlauf verglichen werden. Diese Assessments können mit wenig Zeitaufwand erfragt werden und bieten eine gute Einschätzung über die Schmerzsituation des Patienten (vgl. Childs, Piva & Fritz, 2005).

Schließlich wird der Adson-Test, der bereits in der Untersuchung genannt wurde, als Assessment aufgegriffen. Hierbei werden die Musculi scaleni durch eine Lateralflexion und Rotation zur kontralateralen Seite unter Dehnung gebracht. Währenddessen misst der Therapeut den Radialispuls an der ipsilateralen Seite und der Patient meldet zurück, ob es zu den bekannten Parästhesien in Schulter und Arm kommt. Der Test ist bei Auftreten dieser Parästhesien und/oder einem Abfall des Radialispuls als positiv zu werten. Nach der Mobilisation der ersten Rippe und der Tonusregulation der Scaleni kann es nach einigen Behandlungen zu einem negativen Adson-Test kommen, was dann als Teilerfolg in der Behandlung zu werten wäre.

2.4 Durchführung der Therapie

Es folgt die exemplarische Darstellung einer Therapieeinheit, wie sie in einer der zehn manualtherapeutischen Einheiten des Rezeptes von Herrn S. aussehen könnte.

Zu Beginn wird die Hypomobilität des CTÜ behandelt. Dabei sitzt Herr S. in der Wirbelsäulenaufrichtung auf der Behandlungsbank. Daneben steht der Therapeut, der mit einer Hand die Extension über den Halsseitengriff des Patienten führt und ihn etwas nach ventral verlagert. Mit der anderen Hand fixiert der Therapeut Th1 und danach Th2, um die hypomobilen Segmente zu fixieren. Die Extension kann durch einen Ventralschub der fixierenden Hand noch verstärkt werden. Als aktive Technik kann dabei bereits die postisometrische Relaxation angewendet werden. Die Erweiterung der Lateralflexion nach rechts erfolgt dann über die Stabilisation des Kopfes durch den Therapeutenarm, der dann bis zum Segment der Hypomobilität geneigt wird. Hier verstärkt nun der Therapeut über den Daumen die lateralflektorische Bewegung des Wirbels indem er einen Druck von rechts gegen den Processi spinosi nach links aufbaut. Auch diese Übung kann durch die postisometrische Relaxation gefördert werden.

Der Patient begibt sich danach in die Rückenlage. Der Therapeut versucht im nächsten Schritt, die hypertone Muskulatur zu regulieren. Angewendet werden die Traktion der HWS und Griffe aus der klassischen Massagetechnik. Vor allem die linksseitigen Scaleni werden dabei bearbeitet, die in der manuellen Behandlung im Voraus schon gedehnt wurden.

Folgend kommt es zur Mobilisation der linken ersten Rippe. Der Patient befindet sich dabei in Rückenlage, BWS und CTÜ sind möglichst extendiert, um eine Vorpositionierung der Rippe in die Inspiration zu erzielen. Der Mittelfinger des Therapeuten ist am Angulus costae der ersten Rippe fixiert und übt einen Druck nach ventral und lateral aus. Der Unterarm des Therapeuten liegt auf der Behandlungsbank seitlich des Patienten auf und übt gleichzeitig Zug nach lateral-kaudal aus. Währenddessen bewegt der Therapeut mit der anderen Hand den Kopf in Rotation und Lateralflexion nach rechts, um die Musculi scaleni links auf Spannung zu bringen. Dann wird der Patient dazu aufgefordert, den Kopf wieder in Richtung Nullstellung anzuspannen. Diese Spannung wird dann statisch vom Therapeuten gehalten. Diese Übung kann auch beliebig mit den Inspirationsphasen kombiniert oder verstärkt werden. Die Musculi scaleni arbeiten dabei in Funktionsdifferenzierung und ziehen die in Exspirationsstellung stehende Rippe zurück in Richtung Inspirationsstellung.

Zum Abschluss der ersten Behandlung wird der Patient noch zu Eigenübungen angeleitet. In Rückenlage kann über eine Fixation des Kopfes mit der rechten Hand in Lateralflexion und Rotation nach rechts eine ähnliche Anspannung der Scaleni zur Mobilisation der Rippe erzeugt werden. Auch dabei kann der Patient seine Atmung anpassen, um die Rippe wieder in Richtung der Inspiration zu mobilisieren.

Ebenfalls in Rückenlage unterlagert der Patient seinen CTÜ mit einem Sandsäckchen oder Handtuch und schiebt dabei den Scheitelpunkt in Richtung kranial während er die Kopfgelenke in eine Inklinationsstellung bewegt. Arme und Hände werden währenddessen in die Unterlage gedrückt.

Eine weitere Übung ist der Kutschersitz, bei dem das Sternum nach ventral geschoben werden soll. HWS und CTÜ sind dabei in Flexion eingestellt. Der Patient soll daraufhin dann die Aufrichtung der HWS und des CTÜ in Extension üben und auch kombinierte Bewegungen in Rotation und Lateralflexion durchführen.

In den folgenden Einheiten wird sich weiterhin an der Mobilisation von CTÜ und Rippe orientiert. Zudem kommt der Regulation der Sympathikusaktivität ein großer Stellenwert zu, da sich Herr S. durch die berufliche Belastung und die sympathische Aktivität des Ganglion stellatum in einer Situation mit erhöhtem Stress befindet.

3. Studienlage zu manualtherapeutischen Behandlungsstrategien

3.1 „Changes in shoulder pain and disability after thrust manipulation in subjects presenting with second and third rib syndrome" (Dunning, Mourad, Giovannico, Maselli, Perreault & Fernández-de-las-Peñas, 2015)

In der ersten vorliegenden Studie wurde die Auswirkung von Manipulation bei Patienten mit Schmerzen in der Schuler, der oberen Wirbelsäule und einem Schmerzsyndrom der zweiten und/oder dritten Rippe untersucht. Die Schmerzen konnten dabei auch in den Bereich zwischen den Scapulae und in den Ellenbogen ausstrahlen (vgl. ebd., 383). In drei medizinischen Einrichtungen wurden fünf Männer und fünf Frauen im Alter von 18 bis 61 Jahren rekrutiert, die seit einem bis 270 Tagen unter den genannten Schmerzen leiden. Patienten mit etwaigen Kontraindikationen für Manualtherapie, maligne, rheumatoide und metabolische Erkrankungen oder neurologischen Auffälligkeiten wurden aus der Studie ausgeschlossen. Bei allen Patienten wurde durch den Neer-Impingementtest ein Schulterimpingement ausgeschlossen. Zu Beginn der Studie hatten die Patienten einen Wert von mindestens 8/10 auf der Numeric Rating Scale und eine Einschränkung von mindestens 20% im Shoulder Pain and Disability Index (vgl. ebd., 384). Behandelt wurden die Patienten innerhalb von zwei Behandlungen von drei Manualtherapeuten mit einem Abschluss in Orthopädischer Manipulation. Die Behandlungen beinhalteten eine Manipulation der oberen Brustwirbelsäule, sowie der zweiten und dritten Rippe. Zusätzlich wurden Eigenübungen zu Schulterübungen angeleitet. Zwischen den Behandlungen lagen 48 Stunden und es wurden nach 48 Stunden, vier Tagen, einem Monat und drei Monaten jeweils ein Follow Up durchgeführt. In der Zwischenzeit erhielt keiner der Patienten weitere Therapien (vgl. ebd., 384). Im Verlauf wurde bei jedem Patienten eine signifikante Schmerzreduktion deutlich. 70% der Patienten waren nach Ablauf der drei Monate schmerzfrei, die restlichen Teilnehmer gaben einen Wert von 1/10 NRS an. Auch der Shoulder Pain and Disability Index erreichte einen Wert von 0% (vgl. ebd., 389).

Positiv ist in dieser Studie der Behandlungserfolg der Manualtherapie oder Manipulation und die sehr spezifische Beschreibung der genutzten Techniken. Negativ sollte jedoch die geringe Kohorte angeführt werden, die zudem auch keiner Kontrollgruppe mit einer eventuellen anderen Therapieform gegenübergestellt wurde (vgl. ebd., 390). Zudem wird von einer gewissen Signifikanz gesprochen, die bei der geringen Kohorte in der externen Evidenz nicht aussagekräftig ist. Die Studie sollte daher eher als Pilotstudie betrachtet werden, die in der Lage ist, eine gewisse Tendenz des Behandlungseffekts darzustellen.

Generell lässt sich auch anführen, dass eine Wirbelsäulenmanipulation in Deutschland im Bereich der Physiotherapie nicht erlaubt ist, aber davon auszugehen ist, dass die angewandten Techniken auch nur mit einer Mobilisation anstatt Manipulation der BWS und CTÜ einen positiven Effekt erzielen können.

3.2 „The Use of Nonthrust Manipulation in an Adolescent for the Treatment of Thoracic Pain and Rib Dysfunction: A Case Report" (Kelley & Whitney, 2006)

Bei der zweiten Studie handelt es sich um einen Fallbericht, der die Behandlung der oberen Brustwirbelsäule mittels Manipulation demonstriert. Einmalig behandelt wurde dabei ein 16-jähriger Sportler, der über Schmerzen bei Bewegung im rechten Thorax und den Rippen klagt. Die Schmerzen bestanden seit einem Monat und wurden dahingehend als akut eingestuft (vgl. ebd., 889). Red Flags oder anderweitige Pathologien konnten ausgeschlossen werden. Im Sinne des Clinical Reasoning wurde die NRS verwendet, das Bewegungsausmaß in die linksseitig eingeschränkte Lateralflexion wurde gemessen, sowie der Thoraxumfang der achten und zehnten Rippe in Ruhe und bei maximaler Atemexkursion (vgl. ebd., 890). Die Messzeitpunkte lagen direkt vor und nach der Behandlung, nach einem und nach neun Monaten nach der Therapie. Behandelt wurde der Patient von einem Physiotherapeuten, der vor allem die sechste bis achte Rippe, sowie Th3 und Th9 mittels des Pistolengriffs in Rückenlage anwendete. Zusätzlich bestand die Behandlung in einem angepassten Eigenübungsprogramm zur posturalen Stabilisation, das vor allem bei den sportlichen Aktivitäten des Patienten durchgeführt werden sollte (vgl. ebd., 891).

Aufgegriffen wurde diese Studie, da sie ebenfalls eine Akutphase mit Rippen- und Thoraxschmerz beschreibt, der unter anderem durch die Mobilisation der Wirbelsäule behandelt wird. Ähnlich wie bei Herrn S. treten die Beschwerden bei Bewegung auf und die Beeinflussung der Inspiration ist bei beiden Fällen zu beobachten, jedoch an unterschiedlichen Rippen. Weitere Unterschiede außer der Lokalisation der Hypomobilität sind das Alter der Patienten und deren Aktivitätslevel bezüglich des Sports. Auch der Einsatz der Manipulation der Wirbelsäule kommt bei dem Fallbeispiel von Herrn S. nicht zum Tragen. Trotz allem kann diese Studie einen gewissen Aufschluss über den Behandlungserfolg der Mobilisation geben, wenn es darum geht, die Beweglichkeit der Articulationes costovertebralis zu verbessern und die Schmerzen im Thorax zu vermindern. Da es sich allerdings nur um einen Fallbericht handelt, können keine statistisch signifikante Daten erhoben werden.

Literaturverzeichnis

Childs, J.D., Piva, S.R. & Fritz, J.M. (2005). Responsiveness of the numeric pain rating scale in patients with low back pain. *Spine 30*:1331-4.

Dunning, J., Mourad, F., Giovannico, G., Maselli, F., Perreault, T., Fernández-de-las-Peñas, C. (2015). Changes in Shoulder Pain and Disability After Thrust Manipulation in Subjects Presenting With Second and Third Rib Syndrome. *Journal of Manipulative and Physiological Therapeutics, 38*(6):382-394.

Hilfiker, R. & Sattelmayer, M. (2010). *Das klinische Denken in der Physiotherapie – Clinical Reasoning.* Retrieved from https://docplayer.org/11497661-Roger-hilfiker-bsc-mptsc-pt-omt-svomp-martin-sattelmayer-bpt-msc-ma.html am 22.08.2018.

Kelley, J.L. & Whitney, S.L. (2006). The Use of Nonthrust Manipulation in an Adolescent for the Treatment of Thoracic Pain and Rib Dysfunction. *Journal of Orthopaedic & Sports Physical Therapy, 36*(11):887-892.

Lüdtke, K. (2006). Physiotherapeuten als Erstkontakt in Deutschland?! *physioscience* 2(4): 133-134.

Mannion, A.F. (2006). Oswestry Disability Index – deutsche Version. Retrieved from https://www.fomt.info/downloads.php am 22.08.2018.

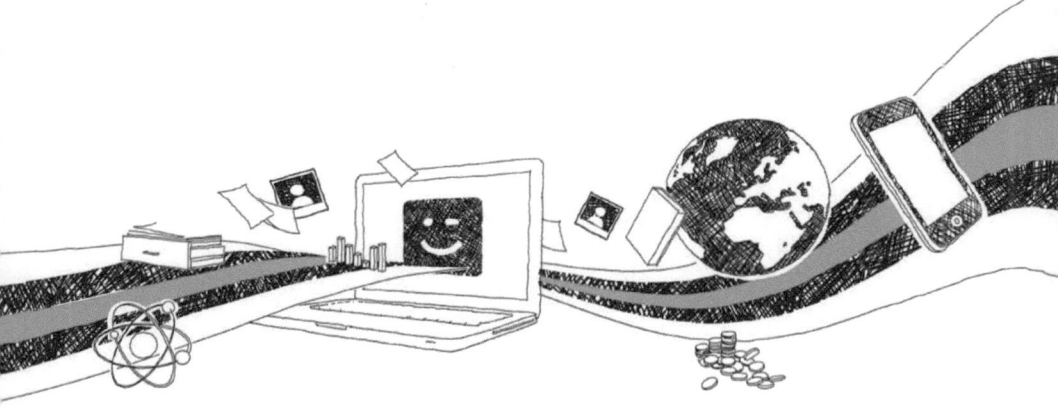
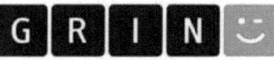